CONTRIBUTION A L'ÉTUDE

DE LA

PNEUMONIE CATARRHALE

(FLUXION DE POITRINE)

PAR

Le Docteur Démétrius SOPPOVITCH

PARIS

G. STEINHEIL, ÉDITEUR

2, RUE CASIMIR-DELAVIGNE, 2

1888

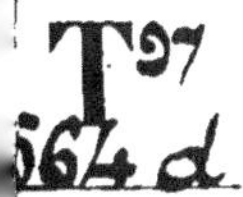

CONTRIBUTION A L'ÉTUDE

DE LA

PNEUMONIE CATARRHALE

(FLUXION DE POITRINE)

IMPRIMERIE LEMALE ET Cie, HAVRE

CONTRIBUTION A L'ÉTUDE

DE LA

PNEUMONIE CATARRHALE

(FLUXION DE POITRINE)

PAR

Le Docteur Démétrius SOPPOVITCH

PARIS

G. STEINHEIL, ÉDITEUR

2, RUE CASIMIR-DELAVIGNE, 2

1888

CONTRIBUTION A L'ÉTUDE

DE LA

PNEUMONIE CATARRHALE

(FLUXION DE POITRINE)

AVANT-PROPOS

On a renoncé à l'expression de *pneumonie catarrhale* pour désigner la broncho-pneumonie. Aussi n'est-ce pas de cette dernière affection que nous voulons parler dans ce travail.

Conformément à l'enseignement de notre maître M. Bucquoy, nous comprenons sous ce terme de *pneumonie catarrhale*, une phlegmasie pulmonaire accompagnée de bronchite, de pleurite, de pleurodynie. Cette affection, dans laquelle les différents plans de la poitrine sont pris en même temps, qui se montre de préférence au printemps, a pour caractère clinique principal sa bénignité, pour caractère étiologique son extension simultanée à un grand nombre d'individus.

Sa description n'est pas nouvelle. Elle a été esquissée depuis longtemps par les médecins de l'École de Montpellier sous les noms de « fluxion de poitrine », et « d'hyperhémies phlegmasiques de la poitrine ». Ce dernier terme a été créé pour montrer le mélange de l'élément congestif et de l'élément inflammatoire.

Nos observations personnelles provenant du service de M. Bucquoy, l'idée de ce modeste travail nous ayant été inspirée par son enseignement, nous avons préféré employer la dénomination de « pneumonie catarrhale » dont se sert cet éminent maître.

Les travaux de pathogénie microbienne ont révolutionné l'histoire de la pneumonie. Cette affection, qui était envisagée naguère comme le type des phlegmasies locales, est aujourd'hui considérée comme une maladie générale dont la localisation se fait le plus souvent au niveau du poumon, mais qui peut aussi se déterminer sur un autre organe, soit simultanément, soit indépendamment de l'affection pulmonaire. Nous aurons à voir comment ces données nouvelles s'accordent avec la conception classique de la fluxion de poitrine.

Un chapitre de notre thèse sera donc consacré à discuter, avec l'aide des découvertes modernes, la nature de la pneumonie catarrhale. Mais auparavant nous désirons essayer de tracer le tableau clinique de la maladie, en nous guidant surtout sur les faits que nous avons personnellement observés, et en utilisant les excellentes leçons que nous avons recueillies dans le service de M. le Dr Bucquoy.

Nous prions cet éminent maître de vouloir bien agréer

nos remerciements pour la libéralité dont il use à notre égard en nous autorisant à publier des observations de son service.

Arrivé au terme de nos études médicales, nous sommes heureux que l'usage nous permette de remercier ici ceux de nos maîtres dont nous avons éprouvé la bienveillance ou reçu les meilleures leçons.

Que M. le Dr Villejean, professeur agrégé à la Faculté de médecine, que M. le Dr Landouzy, médecin de l'hôpital Tenon, professeur agrégé à la Faculté, reçoivent le témoignage de notre vive gratitude.

Nous ne saurions oublier nos maîtres de l'École de Beyrouth. Nous prions nos excellents et savants maîtres, les Drs H. de Brun et Rouvier d'agréer l'expression de nos sentiments affectueux et reconnaissants.

Enfin, M. le professeur Proust nous a fait l'honneur d'accepter la présidence de notre thèse. Nous lui en témoignons ici notre sincère gratitude.

CHAPITRE PREMIER

DESCRIPTION CLINIQUE

L'histoire symptomatique d'une forme morbide devant se baser sur l'analyse des faits, nous devons, avant de décrire la symptomatologie de la pneumonie catarrhale, au sens où nous entendons ce mot, produire le faisceau des observations que nous avons personnellement recueillies.

Nous y joindrons quelques faits dont nous avons trouvé la relation dans les auteurs. Enfin, au cours de notre description, nous aurons à faire allusion à un certain nombre de malades que nous avons eu la bonne fortune de suivre, mais dont nous ne possédons pas l'observation complète.

OBSERVATION I (PERSONNELLE)

Pneumonie catarrhale. — Pleurodynie, pleurésie, bronchite.

La nommée A... Albertine, âgée de vingt-sept ans, fille de salle, entre le 10 février 1888, salle Ste-Monique, n° 18, dans le service de M. le Dr Bucquoy, à l'Hôtel-Dieu.

Bonne santé antérieure.

Samedi dernier, elle s'est trouvée mal à l'aise; elle a eu plusieurs petits frissons. Le soir elle s'est couchée avec de la fièvre, et a passé la nuit agitée, sans sommeil.

Le jour de l'entrée, sa température du soir est de 41° ; elle souffre d'une douleur mal localisée dans la région sous-claviculaire, au-dessous du sein et dans l'aisselle.

Elle se tient courbée, et ne peut redresser le tronc sans une vive douleur. Elle tousse beaucoup, d'une toux quinteuse, grasse. Crachats très abondants, gommeux, adhérents, çà et là teintés en jaune.

Peau moite. Visage vultueux.

A la percussion, diminution de la sonorité et de l'élasticité à la base gauche.

A l'auscultation, respiration rude, râles sibilants et gros râles muqueux disséminés.

A la base du côté gauche, souffle diffus et égophonie.

Le 15. La malade a fait sa défervescence; la pleurodynie à disparu : elle rend encore d'abondants crachats gommeux, mais plus aérés et peu adhérents.

A l'auscultation, on entend toujours à la base gauche un souffle voilé, diffus et de l'égophonie.

Le 20. Etat général excellent. Encore quelques crachats. Persistance du souffle pleurétique. Quelques frottements pleuraux.

Le 23. Persistance des signes physiques. Toujours le souffle voilé, diffus, moelleux de la base gauche, avec un peu d'égophonie.

Sortie le 1er mars.

OBSERVATION II (PERSONNELLE)

Bronchite et pneumonie chez une alcoolique. — 3 poussées successives.— Persistance des phénomènes stéthoscopiques après guérison.

La nommée Lutz Dorothée, âgée de 49 ans, cuisinière, entre le 23 février 1888, à l'hôpital Tenon, salle Rayer, n° 24, dans le service de M. Moizard.

Pas d'antécédents morbides. Elle tousse un peu chaque hiver depuis plusieurs années, s'essouffle facilement et éprouve des palpitations de cœur après qu'elle s'est fatiguée. Elle offre les signes d'une intoxication alcoolique profonde : anesthésie symétrique des deux membres inférieurs remontant jusqu'au genou, disparition du réflexe plantaire, crampes dans les mollets, rêves professionnels et cauchemars, pituites matinales. Elle avoue d'ailleurs boire en moyenne deux litres de vin par jour.

Le mardi 20 février, à 10 heures du matin, elle a un frisson assez violent avec tremblement et claquement des dents. Elle quitte sa cuisine et se met au lit pendant une heure environ ; le frisson passé, elle peut continuer son travail. Le même jour, à 6 h. du soir, deuxième frisson plus intense qui la force à se mettre immédiatement au lit.

Dans la nuit du 20 au 21, elle éprouve un point de côté extrêmement intense qui la tient au-dessous du sein droit, et jusqu'à l'appendicexiphoïde. Dyspnée extrêmement intense et expectoration muqueuse abondante.

Le 22. Elle remarque que ses crachats sont rouges ; ils sont extrêmement abondants puisque, à son dire, elle en remplit trois mouchoirs par jour. L'appétit a tout à fait disparu, elle a rendu ce matin ses aliments.

Elle entre à l'hôpital Tenon le 23 février à dix heures du matin. Face rouge, animée ; coloration intense de la pommette du côté droit, pouls plein, bondissant, bat à 96 par minute. Anxiété respiratoire, mouvements du thorax rapides et superficiels.

La percussion du thorax donne une sonorité normale aux deux sommets en avant et à gauche en arrière ; au niveau des 2/3 inférieurs du poumon droit, matité complète et vibrations vocales exagérées.

A l'auscultation bouffées de râles crépitants à la base gauche ; souffle doux au niveau de la partie moyenne, en un point très limité. Sibilance dans le reste du thorax.

Expectoration jaune clair, spumeuse, peu adhérente, très abondante, un demi-crachoir depuis 12 heures. Point de côté violent ;

la malade soutient avec ses deux mains la moitié gauche de la paroi thoracique. Les masses musculaires sont douloureuses, et la pression des espaces intercostaux du côté atteint est très pénible.

Langue blanche, rouge à la pointe. Appétit nul, constipation. Température axillaire 39°. Rien au cœur, au foie, à la rate.

Urines rouges, peu abondantes; léger nuage d'albumine. Densité 1025.

Le 24. On ne retrouve pas le souffle ce matin. Matité complète dans les 3/4 supérieurs du thorax. Quelques bouffées de râles fins disséminés. Expectoration très abondante, visqueuse. T. 38°,4-39°.

Le 25. Le souffle reparaît au niveau de la partie moyenne du poumon droit. Mais la température est brusquement tombée à 37°,4.

Le 26. Persistance du souffle, toujours très limité, on ne l'entend pas en dehors d'une zone de 7 ou 8 centimètres carrés, au-dessous de la pointe de l'omoplate. Douleur de côté très vive. Ascension thermique 38°,8, 39°,4. Pas d'albumine dans les urines.

Le 28. Expectoration toujours très abondante, mais très peu colorée. Les crachats sont toujours adhérents au fond du vase. A la base du poumon droit on perçoit quelques frottements pleuraux très nets 37°,4, 37°,6.

29 février et 1er mars. 3e poussée fébrile. La température atteignant jusqu'à 39°. Les phénomènes locaux n'éprouvent pas grande modification, sauf le souffle qui s'étend dans une étendue plus considérable.

Le 1er. L'appétit revient. Température 39°,4, 39°,6. Expectoration visqueuse, aérée, non colorée. Pleurodynie persistante.

Le 2 et jours suivants. La température ne s'écarte plus de la normale, mais les phénomènes stéthoscopiques persistent. La matité, le souffle, ne disparaissent pas. L'expectoration est muqueuse, très abondante. La paroi thoracique droite endolorie.

Le 7. Le souffle tubaire a fort diminué, mais s'entend encore, éloigné. Expectoration muqueuse continue.

Le 18. La malade quitte l'hôpital. Il existe encore de la matité à la base droite.

Observation III — (personnelle)

Broncho-pleuro-pneumonie. — Pleurodynie.

La nommée G... Adeline, âgée de 19 ans, domestique, entre le 12 mars salle Ste-Monique, lit n° 12, dans le service de M. le Dr Bucquoy, à l'Hôtel-Dieu.

Elle n'a jamais été malade. Elle est à Paris depuis 8 mois.

Elle se portait très bien quand, le samedi 10 mars, elle a eu froid. Quelques heures après elle a été prise d'un frisson assez violent, qui s'est répété dans la nuit, et elle a ressenti un violent point de côté. Dans la nuit du samedi au dimanche elle a transpiré abondamment.

Le lendemain au soir, jour de son entrée, la température est de 40°.

Le 12. On constate ce qui suit :

Visage coloré, yeux brillants et humides, face un peu boursouflée. La dyspnée est assez vive: elle paraît surtout due à une douleur superficielle du thorax, qui immobilise le côté gauche de la poitrine. La pression du côté gauche est douloureuse. Les mouvements de latéralité du tronc sont également très douloureux, les mouvements d'élévation et d'abduction du bras très difficiles.

Dans la nuit, elle a rempli son crachoir de produits gommeux, filants, un peu teintés par places. C'est un type d'expectoration catarrhale très abondante.

La percussion dénote une matité de bois dans les deux tiers inférieurs du poumon gauche, en arrière. Au même niveau les vibrations ne sont ni diminuées ni exagérées.

L'auscultation révèle un souffle étendu, qui n'a pas la rudesse du souffle tubaire ordinaire, mais qui n'est pas non plus voilé et doux comme un souffle de simple pleurésie. Ce souffle se diffuse énormément. On l'entend également à la base droite, ce qui pourrait faire croire au premier abord à une pneumonie double. Mais il n'y a pas de matité à cette base, et M. Bucquoy fait remarquer qu'il s'agit là d'une simple diffusion du souffle.

A la partie moyenne du poumon gauche, en arrière, et dans l'aisselle, quelques bouffées de râles crépitants. Dans tout le reste du thorax, râles abondants de bronchite, ronchus sonores, quelques râles sous-crépitants aux deux temps de la respiration.

Il est manifeste que dans ce cas tous les plans de la poitrine sont intéressés simultanément. Il y a en même temps pleurodynie, pleurésie, pneumonie, bronchite. L'épanchement pleural paraît peu abondant.

M. Bucquoy porte un pronostic absolument favorable.

Les *jours suivants*, les choses restent en l'état. Les signes stéthoscopiques demeurent les mêmes. A deux reprises différentes, la malade a eu des épistaxis. L'expectoration est toujours d'une abondance extrême, et conserve les mêmes caractères.

La dyspnée est beaucoup moins forte, ce qui tient sans doute à la disparition de la pleurodynie, car la pression des dentelés et des pectoraux n'éveille plus qu'une faible souffrance.

Le 17. Défervescence brusque, la température de ce matin est à 37°,4. On entend des râles crépitants de retour. Les râles de bronchite sont moins nombreux. L'expectoration commence à se tarir. Le souffle et la matité pleurétiques persistent aussi nets.

Le 22. L'état général est redevenu excellent. La malade a recouvré ses forces, l'appétit et le sommeil. L'expectoration est presque nulle. Toujours de la submatité à la base. Le souffle persiste encore, mais très atténué.

Observation IV

(Dieulafoy. *Gaz. hebd.*, 1878, n° 13.)

Fluxion de poitrine d'origine catarrhale.

Il y a quelques jours je recevais à l'hôpital de la Charité, dans le service que je dirige en remplacement de M. le professeur Vulpian, un jeune homme de vingt-six ans, porteur aux Halles et d'une santé généralement excellente. Ce garçon nous raconta qu'il avait été pris trois jours avant de frissons répétés avec abattement, lassitude et céphalalgie frontale.

Le lendemain après une nuit d'insomnie, il avait eu quelques vomissements alimentaires et bilieux accompagnés d'inappétence et de constipation ; en outre il était survenu deux légères épistaxis. Après une deuxième nuit d'insomnie, les symptômes généraux ayant augmenté d'intensité, le malade vint à l'hôpital.

A la visite du matin, troisième jour de maladie, nous trouvons ce garçon dans un état de lassitude et de torpeur voisin de l'état typhoïde : le pouls est mou et fréquent, le visage est rouge et couvert de sueurs, et la température atteint 40°. Il n'y a pas de teinte ictérique, le foie n'est ni congestionné ni douloureux, mais le creux épigastrique est sensible à la pression, et la langue est étalée, blanchâtre et saburrale.

Les épistaxis et les vomissements ne sont pas répétés, mais la constipation des premiers jours continue.

Le malade accuse une légère douleur dans le côté droit de la poitrine, la toux et la dyspnée sont presque nulles et les crachats sont insignifiants.

La percussion dénote en arrière une submatité dans le tiers inférieur du poumon droit. L'auscultation fait entendre des râles sibilants et ronflants dispersés dans les deux poumons, et on constate en outre au niveau du lobe inférieur du poumon droit, dans la région de la submatité, des bouffées de râles sous-crépitants fins, et des frottements plus rares. Les vibrations thoraciques sont normales, et on ne perçoit ni souffle ni égophonie.

Les autres appareils fonctionnent normalement. Au premier aspect, ce malade présentait assez bien le tableau de la fièvre typhoïde; en effet, à l'abattement et à la prostration se joignaient l'insomnie, la céphalalgie, les épistaxis et la congestion broncho-pulmonaire. Mais contre l'hypothèse d'une fièvre typhoïde, nous avions l'élévation de la température qui en pareil cas n'atteint jamais 40° au matin du troisième jour, nous avions le catarrhe initial des voies digestives, nous avions aussi la localisation pleuro-broncho-pulmonaire à la base de la base de la poitrine du côté droit.

J'éloignai donc l'idée d'une fièvre typhoïde, j'éloignai également l'idée d'une phlegmasie franche, pneumonie, bronchite, ou pleurésie, bien que le poumon, la plèvre, et les bronches fussent compromis et je fais inscrire en tête de l'observation, « *fluxion de poitrine d'origine catarrhale* ».

Je prescrivis un vomitif et on appliqua les ventouses scarifiées à la base du poumon droit.

9 mars. Le lendemain, nous constatons une amélioration notable, de l'état général; la prostration est moindre. le pouls est relevé, l'aspect saburral de la langue s'est modifié et la céphalalgie est moins vive. Les signes locaux persistent, mêmes râles et mêmes frottements sans souffle, et sans modification de la voix; la toux est plus fréquente, les crachats sont visqueux et striés de sang.

Le 10, cinquième jour de la maladie. L'état général continue à s'améliorer, mais les signes locaux persistent sans modification ; les crachats sont plus visqueux, plus épais et striés de sang. On applique alors quatre ventouses scarifiées à la base du poumon droit, et je prescris 0,50 centigrammes de quinine.

Le 11, sixième jour de la maladie. La céphalalgie à complètement disparu et le malade demande à manger. Quelques changements se sont produits dans les signes locaux, les râles disséminés tendent à disparaître et les râles localisés à la base sont plus gros et moins nombreux. On applique un vésicatoire à droite, et on prescrit un purgatif pour le lendemain.

Les jours suivants, l'amélioration est progressive.

Le 14, neuvième jour. Le malade se lève et mange deux portions bien que sa température soit encore au-dessus de la normale. Les râles disséminés ont disparu, mais on entend encore à la base de la poitrine quelques râles bullaires et quelques frottements; au même niveau le murmure est affaibli.

Le 13, treizième jour de la maladie. Tout à disparu et le surlendemain ce malade quitte l'hôpital.

Observation V

(Pailloz. *Loc. cit.*)

Pleuro-pneumonie. — Bronchite.

La nommée R..., âgée de 25 ans, entre le 12 mai 1881 à l'hôpital Cochin, dans le service de M. Bucquoy, au n° 12 de la salle Saint-Jean. Trois jours avant son entrée à l'hôpital elle a eu de la fièvre, quelques frissons, et un point de côté violent, qui, situé d'abord à droite, est ensuite passé à gauche; pas de céphalalgie, pas de nausées ni de vomissements.

Etat actuel (12 mai). — Herpès labialis à la lèvre inférieure; langue saburrale. Toux sèche, mais sans crachats. Rien à l'inspection ni à la palpation.

A la percussion, matité de la base des deux poumons en arrière. A l'auscultation, on entend de l'égophonie à la base du poumon gauche et en arrière. A la partie moyenne du même poumon et toujours à gauche, l'auscultation révèle du souffle bronchique, des râles crépitants fins quand on fait tousser la malade.

Du côté droit et en arrière, on entend un peu de souffle bronchique mais sans râles. Outre ces divers signes, râles sibilants et ronflants disséminés dans l'étendue des deux poumons en arrière, et, en outre, frottements pleuraux très fins aux deux bases et en arrière, frottements surtout accentués du côté gauche.

L'urine renferme en quantité assez abondante de l'albumine non rétractile.

12 mai. T. A. M. 38°,5. S. 39°,2.

Le 13. T. A. M. 38°,8. S. 37°,7.

Le 14. T. A. M. 38°,6. S. 37°,3.

Le 15. T. A. M. 39°,9 S. 39°,9.

Le 16. Le point de côté est si intense que l'on peut à peine ausculter la malade. Les autres signes sont les mêmes que la veille.

On est en présence d'une inflammation bâtarde qui a envahi plusieurs des couches de la poitrine; c'est, suivant l'expression de M. Bucquoy, un véritable « coup de vent sur la plèvre ». T. A. M. 39°,6. S. 37°,7.

Traitement. — 0 gr. 30 de tartre stibié dans un julep gommeux; une cuillerée à bouche toutes les deux heures. Sinapismes et cataplasmes laudanisés.

Le 17. Le matin, on constate une amélioration notable et un grand abaissement de la température. Le point de côté a diminué considérablement. La matité persiste toujours, mais les râles sibilants et ronflants ont complètement disparu : les râles crépitants ont diminué de nombre; toujours des frottements pleuraux. T. A. M. 36°,2. S. 37°,2.

Le 18. Point de côté persistant, mais à l'état d'une simple gêne. Matité considérablement diminuée à gauche, mais sans changement à droite. Les râles commencent à disparaître ainsi que les frottements que l'on ne perçoit plus que difficilement et à la suite d'une auscultation attentive et prolongée. T. A. M. 37°,3. S. 37°.

Le 20. Submatité à gauche : point de côté complètement disparu ; on n'entend plus les râles que du côté gauche, le souffle ne se perçoit plus à droite et il est excessivement faible à gauche. T. A. M. 37°. S. 36°,7.

Le 21. Les frottements pleurétiques persistent, le mieux continue à s'accentuer.

Le 27. Il n'y a plus de râles, un frottement très léger et une légère submatité à gauche. Le malade sort de l'hôpital.

Faisons remarquer en passant que pendant toute la durée de la maladie, l'observation la plus attentive n'a fait percevoir aucun signe anormal en avant de la poitrine. La fluxion dans ce point s'est donc localisée à la partie postérieure, où elle a atteint les muscles (pleurodynie), la plèvre, les bronches et le poumon. T. A. M. 36°,8. S. 37°,2.

Observation VI

(Pailloz. *Loc. cit.*)

Fluxion de poitrine de nature catarrhale Bronchite, pleurésie, pneumonie).

Le nommé G... Lucien, charretier, entre le 30 janvier 1881, à l'hôpital St-Antoine, dans le service de M. Dieulafoy, au lit n° 1 de la salle Axenfeld.

Comme antécédents, variole à l'âge de 13 ans.

Le mardi soir, avant son entrée à l'hôpital, il a été pris, le soir après le dîner, de frissons répétés qui ont duré toute la nuit. Le lendemain, il ressentait une vive douleur au-dessous du mamelon droit, puis il a commencé à tousser; l'expectoration n'a rien présenté de particulier : légère dyspnée. Pas d'appétit. Fièvre; langue sèche et saburrale.

C'est dans cet état qu'il entre à l'hôpital le 21 janvier. Le point de côté est devenu excessivement intense, les crachats sont un peu sanguinolents et un peu visqueux; la dyspnée est un peu plus grande. La percussion révèle du côté droit de la submatité en avant; et de la matité en arrière; rien d'anormal à gauche. A l'auscultation, on entend : en avant et des deux côtés, des râles de bronchite, et de gros râles sous-crépitants; en arrière, les mêmes râles et en plus un souffle rude au sommet du poumon droit. Un peu au-dessus du souffle, on entend distinctement quelques râles crépitants assez gros; et, de plus, des frottements pleuraux à la base droite en arrière, et à la base gauche, également en arrière.

Comme traitement : ipéca stibié, 1,50 pour 0,05.

1er février. Le malade se trouve un peu mieux; il respire avec plus de facilité, mais son point de côté est toujours aussi douloureux.

A la suite de son vomitif il a eu des vomissements bilieux assez abondants. Les signes de percussion n'ont pas changé.

Quant aux signes fournis par l'auscultation, ils présentent une légère différence d'avec ceux qui ont été observés la veille. Ainsi le souffle du sommet droit a diminué d'une manière assez nette,et, par contre, il est apparu des râles sous-crépitants qui n'existaient pas la veille en cet endroit.

Les frottements pleurétiques persistent. T. A. M. 38°. S. 38°,8.

Sulfate de quinine, 0,40 centigr. vésicatoire à droite et en avant.

Le 4. Le malade dit avoir un peu d'appétit; la langue est légèrement saburrale; un peu de diarrhée, mais pas de ballonnement du ventre et pas de gargouillements dans les fosses iliaques. Une chose qui nous a frappé à la visite de ce jour, c'est l'apparition d'un léger degré d'ictère qui n'existait pas la veille.

Comme signes de percussion, matité dans tout le côté droit en avant comme en arrière; mais la sonorité est normale à gauche.

A l'auscultation, on s'aperçoit de changements assez curieux. Ainsi, les râles bronchiques qui étaient jusqu'alors disséminés dans toute l'étendue de la poitrine ont diminué considérablement de nombre et d'intensité, plus tenaces cependant du côté gauche.

Les frottements s'entendent toujours aux mêmes endroits, plus accentués cependant du côté gauche. Le souffle, qui avait diminué au sommet droit en arrière, s'étend maintenant à la base en avant comme en arrière, mélangé à des râles sous-crépitants.

Sulfate de quinine, 0,40, vésicatoire à droite et en arrière. T. A. M. 37°,5. S. 38°,2

Le 8. L'appétit, qui semblait vouloir renaître le 4, a disparu; l'ictère a légèrement augmenté; la diarrhée continue. Le point de côté est toujours aussi intense, malgré l'application des vésicatoires. L'expectoration conserve toujours les mêmes caractères.

La submatité qui, jusqu'alors était localisée à la base droite en arrière, s'étend maintenant à la base gauche en arrière.

A l'auscultation, les râles de bronchite deviennent plus intenses du côté droit, les frottements ont augmenté considérablement de volume à gauche et le souffle tubaire a aussi envahi en arrière toute la partie moyenne et la base du poumon gauche.

P. 114. R. 36. T. A. 38°,6, S. 39°,2.

Vésicatoire à gauche. Bismuth opiacé.

Le 11. L'état général est considérablement amélioré ; la diarrhée a complètement disparu et le malade demande à manger.

A la percussion, la sonorité est normale des deux côtés ; elle est également redevenue normale à droite, mais la partie moyenne et la base du poumon gauche sont encore mats. L'auscultation révèle toujours les mêmes frottements pleurétiques plus accentués cette fois du côté gauche ; de gros râles sous-crépitants dans toute la hauteur du poumon droit et surtout de la partie moyenne : des râles crépitants au sommet du poumon gauche et fins à sa partie moyenne. Le souffle a considérablement diminué et les râles de bronchite ont presque complètement disparu. Mais les crachats sont devenus épais, gluants, adhérents au vase ; ils présentent une couleur ambrée qui fait craindre le passage à l'hépatisation, malgré le mieux accusé par le malade. P. 110. R. 30. T. 39°. Vésicatoire à gauche. Vin de Bordeaux. Lait.

Le 12. Le malade se plaint d'une légère douleur dans le fond de la gorge, douleur qui s'exaspère par la déglutition et par le contact des liquides. On examine la cavité buccale et on trouve un peu d'angine tonsillaire caractérisée par cette douleur, par le gonflement des amygdales, des piliers du voile du palais et de la face postérieure du pharynx. Pas de diarrhée.

Les signes physiques n'ont pas du tout changé du côté droit.

Du côté gauche et en arrière, frottements pleuraux à la base, gros râles crépitants dans toute la hauteur, souffle localisé maintenant au sommet et ne s'entendant plus dans le reste du poumon. R. 30. P. 96. T. A. M. 37°,5 ; S. 38°.

Le 14. La respiration est devenue plus facile ; le point de côté a presque complètement disparu. L'expectoration devient aérée, mousseuse. Comme signes physiques, le souffle ne s'entend plus du côté gauche ; mais le frottement persiste toujours de ce côté. Rien de changé à droite.

Le 16. Le mieux s'accentue encore davantage ; le malade demande instamment à manger ; les signes physiques n'ont pas changé.

Cette amélioration notable va s'augmentant jusqu'au 24, jour où le malade est repris de nouveaux accidents. Il se sent abattu (decubitus dorsal); il se plaint de douleurs dans le côté gauche : a beaucoup de difficulté à respirer et enfin est tourmenté par une toux fréquente, quinteuse. La matité est toujours la même. Mais à l'auscultation, on entend de nombreux râles disséminés dans toute l'étendue de la poitrine et, par endroits, quelques-uns ressemblent bien à des frottements pleurétiques. Vésicatoire. T. A. M. 37°,5. S 39°.

Le 26. Cette menace de récidive n'a pas eu de suites; l'état général et local est revenu à ce qu'il était avant cette petite rechute. T. A. 36°,5. S. 37°.

3 mars. L'état général n'est pas mauvais ; le malade a de l'appétit ; il tousse peu et ne souffre plus de son point de côté. La percussion donne une matité complète dans le 1/3 inférieur du côté gauche. A l'auscultation, on entend des râles muqueux à grosses bulles et couvrant ces bulles ; un bruit de souffle assez étendu : égophonie, pectoriloquie aphone et bronchophonie. S'appuyant sur ces signes M. Dieulafoy diagnostique un épanchement pleurétique de 7 à 800 grammes qui se serait formé lentement depuis quelques jours; il est à remarquer que, malgré la présence de cet épanchement relativement considérable, il y a excessivement peu de dyspnée.

Cet état persiste encore deux ou trois jours ; puis, au bout de ce temps, le souffle devient moins intense et moins étendu ; l'égophonie diminue ainsi que la bronchophonie et la pectoriloquie aphone : les râles muqueux deviennent plus apparents ; l'épanchement pleurétique est donc en voie de résolution.

Le 15. On n'observe plus aucune trace de cet épanchement ; et, quinze jours après, le malade quitte l'hôpital sur sa demande, du reste complètement guéri.

Observation VII

(Ménétrier. *Loc. cit.*)

Pneumonie. — Bronchite. — Emphysème aigu.

Charles D..., chauffeur, 30 ans, entre le 6 mars 1884, salle Gérando, n° 7.

Cet homme est vigoureux et jouit généralement d'une bonne santé. Cependant, depuis 3 ou 4 ans, il tousse habituellement, surtout l'hiver ; s'essouffle facilement, a la respiration courte.

Depuis huit jours, il se sent mal à l'aise, courbaturé, et expectore abondamment. Son catarrhe habituel s'est aggravé. Il a en outre du mal de tête, un léger enchifrènement, avec un peu de mal de gorge. Il y a trois jours, il a eu plusieurs petits frissons, et a commencé à souffrir au côté gauche de la poitrine.

A son entrée, on lui trouve la langue blanche et humide, la peau chaude. Dyspnée assez intense, toux et expectoration abondante, formée de crachats spumeux, un peu visqueux, incolores. Le point de côté persiste. A l'examen de la poitrine on trouve de la submatité au sommet gauche, sous la clavicule. Partout ailleurs, la sonorité est conservée. Le thorax est bombé, comme chez les emphysémateux. A l'auscultation, souffle peu intense, sous la clavicule gauche, et au sommet de l'aisselle, entremêlé de nombreux râles sous-crépitants fins, venant par bouffées dans la toux. Partout ailleurs une foule de râles, sifflants, ronflants, sous-crépitants à grosses bulles, disséminés. Rien au cœur. Le pouls est fort et vibrant. 108. Le foie et la rate ne sont pas augmentés de volume. Constipation. Un peu d'albumine dans les urines.

Le lendemain, température extrêmement élevée. Éruption d'herpès sur la lèvre supérieure Le souffle du sommet gauche est plus intense. Les signes de bronchite sont les mêmes, et la dyspnée reste ainsi marquée.

Le 9 et le 10 l'état du malade est fort grave.

Puis le 11 la défervescence se fait brusquement par une énorme chute de quatre degrés du soir au matin.

Le 12. Le souffle du sommet est remplacé par des râles sous-crépitants plus gros ; mais les signes de bronchite s'entendent toujours dans toute l'étendue de la poitrine, et l'expectoration qui à aucun moment n'a changé de caractère, est toujours très abondante. Aussi malgré la résolution du foyer pneumonique, la dyspnée reste-t-elle très vive.

Cet état persiste plusieurs jours, sans grandes modifications dans les signes physiques; la température remonte parfois à 39°, à 40°, même, mais ces exacerbations de la fièvre ne s'accompagnent pas de la formation de nouveaux foyers pneumoniques. C'est toujours et seulement la bronchite généralisée qui évolue. Enfin à partir du 22 mars, les phénomènes de bronchite s'amendent, les râles deviennent moins nombreux ; l'expectoration moins spumeuse est muco-purulente et l'oppression diminue.

Le malade quitte l'hôpital le 3 avril, toussant encore un peu, mais paraissant bien rétabli.

Observation VIII (personnelle)

Bronchite et pneumonie catarrhale. — Absence des signes physiques de la pneumonie. — Début par un embarras gastrique fébrile avec vomissements bilieux.

La nommée F... Antoinette, couturière, âgée de 22 ans, entre le 16 mars 1888, salle Sainte-Monique, n° 24, dans le service de M. le Dr Bucquoy, à l'Hôtel-Dieu.

Père mort de la poitrine. Mère, âgée de 43 ans, en bonne santé. 2 sœurs et un frère morts de la poitrine.

Rien autre chose à noter dans ses antécédents personnels, qu'une grossesse normale, il y a 3 ans, et, il y a 2 ans, une syphilis intense dont elle garde encore aujourd'hui des traces (macules jambonnées disséminées sur tout le corps).

L'affection actuelle a débuté dimanche dernier. Sans qu'elle se soit aperçue qu'elle ait pris froid, elle a été saisie par une fièvre assez vive avec sueurs abondantes, maux de tête. Deux jours après, sans avoir présenté jusque-là autre chose que les symptômes d'un embarras gastrique fébrile, elle a ressenti un point de côté assez violent du côté droit. Ce point de côté l'empêche de tousser et gêne la respiration. Il a persisté depuis sans modifications. Depuis dimanche, elle vomit fréquemment; ses vomissements sont bilieux; elle a continuellement mal au cœur et des nausées.

Actuellement, elle a le visage rouge, les traits tirés. Éruption abondante d'herpès sur les lèvres et à l'ouverture de la narine droite.

Respiration très accélérée; pouls rapide; peau moite et chaude; température 40° soir, 39° matin. Elle se plaint encore d'une douleur assez vive dans le côté droit, et d'une toux quinteuse, très fatigante.

Elle rend des crachats extrêmement abondants, visqueux, collants, teintés çà et là en jaune abricot.

La percussion du thorax donne des résultats absolument négatifs. Les vibrations sont partout conservées.

A l'auscultation, on entend partout la respiration. Râles ronflants disséminés. Quelques râles sous-crépitants à la base droite. Nulle part de souffle ni de râles crépitants.

L'examen clinique des autres organes ne montre rien d'anormal, les urines sont rares, sédimenteuses.

Le 18. Les vomissements bilieux ont continué à se produire. Pas de diarrhée. Langue blanche. Anorexie absolue.

La toux est toujours fréquente et très grasse; les crachats ont toujours l'aspect de crachats pneumoniques; ils sont très abondants. En avant et à droite, au-dessous du mamelon, on entend quelques bouffées de râles crépitants secs. C'est là le seul signe physique de pneumonie qu'on ait rencontré au cours de l'affection. Pas de souffle, pas de matité. T. 39°,5, soir; 39°,2 matin.

Le 20. La défervescence s'est produite pendant la nuit. La malade est calme, son point de côté a presque complètement disparu. Elle tousse et crache beaucoup moins. On n'entend plus que quelques sibilances de bronchite.

Le 26. La malade est guérie ; elle se lève dans la salle.

Observation IX (personnelle).

Bronchite catarrhale et emphysème aigu du poumon. — Pneumonie consécutive. — Guérison.

La nommée C..., Marie, âgée de 21 ans, domestique, entre le 26 février 1888, salle Sainte-Monique, n° 22, dans le service de M. le Dr Bucquoy à l'Hôtel-Dieu.

Antécédents personnels. — A 16 ans, à la suite d'un refroidissement elle a eu une fluxion de poitrine. Il y a deux ans elle a eu une bronchite pour laquelle elle a été soignée chez elle. Depuis elle s'est toujours bien portée.

Mercredi dernier, le matin en se levant elle a légèrement frissonné, dans la journée elle s'est senti mal à la gorge et un peu de fièvre, elle a été prise de mal de tête. Son appétit s'est supprimé. Le jeudi elle a été obligée de garder le lit et a beaucoup transpiré.

A son entrée, température du soir 38,°5 ; le matin quand on l'examine on lui trouve la peau moite, le pouls rapide ; elle a la langue blanche, la gorge un peu rouge, elle tousse par quintes et rend d'abondants crachats gommeux.

Elle n'accuse pas de point de côté.

A la percussion sonorité exagérée de tout le thorax.

L'inspiration est rude, courte, sifflante, l'expiration est prolongée. On entend de gros rhonchus sonores, surtout du côté droit et à la base du poumon. Quelques frottements, râles aux deux bases.

On diagnostique une bronchite catarrhale.

La malade reste dans cet état pendant plusieurs jours.

Le 10. Elle se plaint d'une douleur diffuse dans le côté droit ; la température s'est élevée à 39°,5. A l'auscultation, souffle assez rude, diffus, s'étendant au côté gauche de la poitrine le long de la colonne vertébrale, mêlé de quelques râles crépitants secs.

Les crachats sont toujours abondants, ils ont conservé leur aspect gommeux, mais ils sont teintés de rouge par places.

Le 13. La défervescence se fait. Amélioration notable de l'état général. Le point de côté est à peu près disparu. L'expectoration s'est tarie; elle ne tousse presque plus. Persistance d'un léger souffle. Bouffées de râles crépitants secs du côté droit sous l'aisselle.

Sortie guérie le 17 mars.

Observation X (personnelle)

Fièvre catarrhale. — Bronchite. — Congestion pneumonique à droite.

Le nommé M.... Pierre, âgé de 30 ans, garçon d'hôtel, entre le 9 mars 1888, salle St-Augustin, n° 33, dans le service de M. le Dr Bucquoy à l'Hôtel-Dieu.

Il y a un mois et demi le malade a été pris de malaise, d'inappétence, de maux de tête. En même temps il toussait un peu, mais sans cracher beaucoup. Il traîna ainsi jusqu'à il y a environ huit jours, alors il perdit complètement l'appétit ; il frissonna à plusieurs reprises et fut pris d'une fièvre assez vive; la toux augmenta, mais l'expectoration n'était pas encore très abondante. Enfin se sentant plus malade il se décide à entrer à l'hôpital.

A l'entrée, on constate qu'il a une fièvre assez vive; la langue est sale, recouverte d'un enduit saburral. On remarque une gêne assez notable de la respiration, une toux très fréquente, quinteuse, une expectoration bronchitique très abondante. Les crachats sont spumeux, aérés, mais cependant visqueux et adhérents au vase. Quelques-uns sont striés de sang et de couleur jaunâtre.

A l'auscultation on constate que la poitrine est pleine de râles sibilants et ronflants aussi bien en avant qu'en arrière. A la partie moyenne du poumon droit dans la fosse sous-épineuse bouffées de râles crépitants et souffle diffus d'intensité modérée.

10 mars. Ipéca stibié.

Le 13. Potion avec 1 gr. 50 d'ipéca. D'abord assez mal tolérée cette potion finit par ne plus causer de nausées. La dose d'ipéca est abaissée à 1 gr. le 16 mars.

Sous l'influence de cette médication, la fièvre a tombé presque complètement, la toux est moins fréquente, les crachats moins abondants. Enfin tous les signes finissent par disparaître et le malade sort guéri le 6 avril.

Modes de début. — Comme on peut s'en assurer en parcourant les observations qui précèdent, la pneumonie catarrhale peut affecter plusieurs modes de début, dont un seul lui est spécial.

Quelquefois, elle s'inaugure brusquement au milieu d'une santé parfaite par un violent frisson, unique, prolongé, avec horripilations, claquements de dents, suivi d'une élévation considérable de la température. Cette modalité initiale, qui doit plutôt faire penser à une pneumonie franche, est fort rare à en juger par la lecture des faits que nous avons rapportés.

Quand le mode de début est brusque et que l'affection pulmonaire surprend le malade en pleine santé, ce sont plutôt des frissonnements superficiels, erratiques, alternant avec des bouffées de chaleur. En même temps se montre une céphalalgie gravative, particulièrement pénible ; les malades se couchent anxieux, ne trouvent pas le sommeil, et passent une nuit agitée, couverts de sueurs.

La soudaineté du début est l'exception. Dans la grande

majorité des cas, l'affection s'installe après une période préparatoire. Et ce caractère enlève à la pneumonie catarrhale le cachet dramatique, solennel, de la pneumonie franche aiguë.

Cette période préparatoire présente deux types différents.

Ou bien le malade est enrhumé, se plaint depuis plusieurs jours ou plusieurs semaines de coryza, de bronchite, quand surviennent le point de côté et la fièvre.

Ou bien, il présente depuis quelques jours les phénomènes d'une fièvre catarrhale ordinaire, avec symptômes généraux et troubles digestifs, mais aucun désordre broncho-pulmonaire primitif.

Ce dernier mode de début, dont notre observation VIII fournit un exemple, serait le plus fréquent d'après les médecins de l'École de Montpellier. M. Grasset indique comme phénomènes principaux de ce qu'il appelle la *période d'imminence morbide,* la courbature générale, l'insomnie, la rachialgie, la courbature, le brisement des membres, l'anorexie, les nausées et les vomissements, la diarrhée. Certes, la plupart de ces phénomènes se sont montrés chez nos malades ; mais ils étaient relativement atténués, et la description de M. Grasset nous paraît se rapporter surtout au début de la pneumonie grippale, forme de pneumonie que nous essayerons de différencier de la fluxion de poitrine ordinaire qui nous occupe ici.

Douleur de côté. — Dans la plupart des cas, ce symptôme est très marqué, et les malades l'accusent vivement par leur attitude et par leurs plaintes. Cette douleur n'est pas limitée en un point. Elle affecte tout à fait le caractère d'une pleurodynie, et indique la participation des plans superficiels de la poitrine au processus fluxionnaire. Elle est diffuse, occupe tout un côté de la poitrine, s'exaspère par les mouvements de latéralité du tronc et par la pression. La douleur s'exagère surtout quand on saisit à pleines mains les masses musculaires. Chez nos malades elle nous a paru occuper surtout les muscles pectoraux et grand dentelé. Il n'y a aucune rougeur de la peau à ce niveau. « Il est à remarquer, dit excellemment M. Pailloz, que malgré son acuité, il peut très bien arriver que ce point de côté ne soit exaspéré ni par la respiration ni même par la toux. Ces caractères si nettement tranchés prouvent bien que cette douleur est due uniquement à la fluxion de la paroi thoracique, et qu'elle ne peut en aucune façon être rattachée à la pleurite qui l'accompagne souvent ; car si la pleurite était la cause du point de côté, comment expliquer ce fait que ni la toux ni la respiration bien souvent n'exaspèrent pas la douleur ? Un autre caractère sépare aussi bien nettement le point de côté de la fluxion de poitrine de la douleur due aux névralgies intercostales : cette douleur est diffuse, en nappe, et non par foyers, de sorte que le doigt promené le long d'un espace intercostal ne l'exaspère pas, tandis qu'elle est augmentée lorsqu'on saisit à pleines mains la paroi thoracique. »

Tandis que le point de côté de la pneumonie s'amende très vite, et diminue notablement dès le second ou le troisième jour, cette pleurodynie qui est un des éléments constituants de la fluxion de poitrine persiste au contraire davantage, et nous l'avons encore rencontrée fort vive aux cinquième et sixième jours à dater de son début.

Toux. — Dans la pneumonie franche, la toux n'a qu'une fréquence et qu'une intensité médiocres. Grisolle (Traité de la pneumonie, p. 213), rapporte que sur 30 observations qu'il a étudiées à ce point de vue, 23 fois la toux ne constituait pas un symptôme incommode.

Il en va tout autrement dans la fluxion de poitrine. La plupart des malades sont tourmentés par une toux violente, se répétant souvent sous forme de quintes très pénibles, s'accompagnant d'une sensation de brûlure et de déchirure rétrosternale. Cette toux qui, au début, peut être férine et sèche, ne tarde pas à devenir très grasse et à s'accompagner d'une expectoration très abondante, constituant alors un des meilleurs caractères de l'affection catarrhale.

La fréquence et l'intensité de la toux doivent être mises sans aucun doute sur le compte de la bronchite, qui fait nécessairement partie du complexus symptomatique que nous décrivons.

Nous avons dit que cette toux pouvait ne pas avoir d'influence sur le point de côté, ce dernier n'ayant pas une origine pleurale, mais trouvant sa raison d'être dans une pleurodynie. Dans quelques-unes de nos observations cependant, les quintes de toux, très fatigantes pour le malade, exaspéraient notablement sa douleur thoracique.

Expectoration. — C'est l'étude de ce symptôme qui fournit peut-être les indications les plus convaincantes pour le diagnostic de la nature catarrhale d'une affection thoracique.

Nous ne sommes pas de l'avis de MM. Dieulafoy et Pailloz, quand ces auteurs disent que les crachats pourront être tout à fait normaux dans les cas où la fluxion aura envahi exclusivement les couches superficielles du thorax. Nous croyons que l'expectoration a, dans l'affection qui nous occupe, un caractère à peu près constant et qui sert puissamment pour la détermination de la maladie.

C'est une expectoration *catarrhale*, extrêmement abondante. Elle consiste dans le rejet de crachats filants, visqueux, opaques, blancs ou légèrement teintés en jaune par places. Le malade remplit au moins dans les 24 heures le contenu d'un crachoir ordinaire des hôpitaux. Si l'on prend ce crachoir et qu'on le renverse, on voit que l'adhérence est assez faible ; le contenu du vase s'épanche en filant comme une matière glutineuse. La surface du contenu est recouverte par des mucosités aérées.

Au moment où les phénomènes de la pneumonie dominent, on peut voir quelques crachats prendre une apparence visqueuse particulière et en même temps une coloration rougeâtre ou brique pilée. Toutefois nous n'avons observé que très rarement cette expectoration franchement pneumonique.

La physionomie de cette expectoration se rapporte, sans aucun doute, à la coïncidence constante de la bronchite avec la congestion fluxionnaire du parenchyme pulmonaire.

Les variations qu'on observe dans la quantité et dans la qualité de l'expectoration tiennent à la prédominance, suivant les cas de l'un ou de l'autre de ces éléments morbides.

Toutefois, nous le répétons, et c'est là, suivant nous, un des principaux signes de la pneumonie catarrhale, l'expectoration est très abondante, et témoigne d'une lésion superficielle mais étendue en surface de la muqueuse respiratoire.

Dyspnée. — Certes, l'accélération de la respiration et la gène de l'expansion thoracique sont un phénomène constant au début ou au cours de la fluxion de poitrine. Cependant, dans les cas que nous avons personnellement observés, la dyspnée s'est toujours montrée assez modérée. Jamais nous n'avons observé de troubles asphyxiques. Les malades paraissaient surtout gênés par leur point de côté ; et le développement du thorax était partiellement empêché par la pleurodynie que nous avons signalée.

Dans toutes nos observations, les malades gardaient facilement le décubitus dorsal. Ils ne mettaient pas en jeu leurs muscles accessoires de la respiration, et on ne les voyait pas, pour faire pénétrer l'air dans leur poitrine, soulever les épaules et mettre en jeu leurs muscles cervico-thoraciques, contrairement à ce qui se passe aux cas de lésions profondes et étendues de l'appareil pulmonaire.

Nous n'avons pas remarqué non plus les battements des ailes du nez, comme on les voit dans la pneumonie légitime, surtout quand elle est double.

La gène de l'hématose est donc relativement peu accentuée au cours de la fluxion de poitrine.

La coloration rouge des pommettes a fait également toujours défaut.

En revanche, nous avons observé des **épistaxis** soit au début, soit au cours de la maladie.

Les **phénomènes généraux** n'offrent pas non plus une gravité très grande. Tout se borne à un peu d'agitation nocturne avec insomnie, une céphalalgie peu violente, de la courbature généralisée. Nous n'avons jamais vu de phénomènes nerveux d'apparence redoutable.

Tout ceci est bien en rapport avec la bénignité ordinaire de la maladie, et forme contraste avec ces pneumonies grippales que quelques auteurs, Grisolle entre autres, ont décrit sous le nom de *pneumonies catarrhales*, et que nous aurons à différencier de l'affection saisonnière dont nous analysons ici les principaux symptômes.

Mais ce qui nous a frappés, c'est la régularité avec laquelle les fonctions digestives se sont trouvées troublées. La langue était blanche, saburrale; la bouche amère et pâteuse. L'inappétence était complète, même pour le lait et le bouillon, les malades ne recherchant que quelques boissons fraîches. Nous avons observé plusieurs fois des vomissements bilieux. La diarrhée, au contraire, nous a paru constituer un désordre rare.

Occupons-nous maintenant de l'étude des signes physiques fournis par les différentes méthodes d'exploration clinique.

Inspection et palpation. — Ces deux moyens d'investigations ne fournissent aucun résultat digne d'intérêt.

Il n'y a évidemment pas d'ampliation thoracique, car jamais l'épanchement pleurétique n'est assez abondant pour cela.

Il nous a semblé, dans deux cas, percevoir à la main une diminution dans le champ de l'excursion thoracique, du côté le plus atteint. Ce résultat nous a paru en relation avec l'existence d'une pleurodynie très douloureuse, obligeant le malade à restreindre l'ampliation de sa poitrine.

Les vibrations thoraciques ne nous ont jamais paru modifiées en plus ni en moins.

Percussion. -- En revanche, la percussion donne ici des renseignements intéressants.

Dans quelques-unes de nos observations le thorax avait uniformément conservé sa résonnance normale. Il existait sans doute dans ces cas là une simple fluxion des couches superficielles de la poitrine, accompagnée de bronchite, et le foyer pulmonaire, s'il existait, se trouvait situé dans la profondeur du parenchyme.

Dans d'autres faits, nous avons trouvé la sonorité de la poitrine *exagérée*. Ce phénomène est sans doute en rapport avec l'apparition d'un emphysème aigu du poumon, dont nous discuterons tout à l'heure la genèse en nous occupant des signes fournis par l'auscultation.

Enfin, chez la majorité des malades, on percevait, en général, au niveau de l'une des bases, un défaut manifeste d'élasticité, de la résistance au doigt, plutôt de la submatité qu'une matité complète.

La matité franche est pourtant signalée dans deux de nos observations. Elle correspondait à un foyer pleurétique avec pneumonie et congestion superficielles.

Auscultation. — Avant de passer en revue les différents bruits adventices, râles, frottements ou souffles, perçus par l'oreille, nous devons d'abord indiquer la façon dont se fait la respiration.

Or, chez la plupart de nos malades nous avons trouvé que le bruit et le rythme respiratoires se modifiaient au point de ressembler complètement à la respiration des emphysémateux.

En certains points, correspondant à des zones de sonorité à tonalité très élevée, le murmure vésiculaire était presque aboli. Presque partout l'auscultation révélait une inspiration brève et sifflante; l'expiration au contraire était plus rude que la normale, et notablement prolongée.

C'étaient là les signes d'un emphysème passager, que nous avons entendu M. Bucquoy qualifier de *météorisme aigu des poumons*.

Chose intéressante à noter, chez deux des malades qui ont présenté cette modalité respiratoire spéciale, après la chute de la fièvre, alors que la convalescence était bien établie, on entendait dans la poitrine, des deux côtés, des bouffées de râles crépitants, à la fin de l'inspiration.

Pour expliquer ce double fait, l'emphysème aigu du poumon et la généralisation des râles crépitants dans la convalescence, nous ne trouvons qu'une seule interprétation plausible, celle qui a été fournie par Cadiat.

Par une application de la loi de Stokes, les petits muscles bronchiques sont parésiés du fait de l'inflammation superficielle de la muqueuse. Or, ces petits muscles bronchiques circulaires (muscles de Reissessen) ont pour rôle de régler l'entrée de l'air dans les alvéoles, de façon à ce que les diverses parties du poumon restent à la même tension. Si ces muscles sont paralysés, l'air entre dans le poumon d'une façon désordonnée. Certains groupes d'alvéoles sont distendus à l'excès par la poussée inspiratoire (*emphysème aigu*); certains autres groupes alvéolaires au contraire, ne recevant plus l'air, s'affaissent, et la pression atmosphérique ne contre-balançant plus la pression intra-vasculaire, les capillaires du réseau lobulaire se dilatent (*atélectasie partielle disséminée*).

Cette supposition, basée sur des données physiologiques, rend compte suffisamment des phénomènes stéthoscopiques que nous avons énoncés plus haut. La modification du rythme respiratoire, la diminution sur certains points du murmure alvéolaire se rapportent à l'existence des zones emphysémateuses ; la persistance des crépitations inspiratoires pendant la convalescence est due au décollement des vésicules en collapsus.

Phénomènes bronchitiques. — Dans aucune de nos observations les signes physiques de la bronchite n'ont fait défaut, et le plan bronchique ne parait pas avoir échappé davantage à la fluxion congestive que le plan musculaire qui est le plus superficiel. Les râles qui traduisaient l'enchifrènement et le catarrhe des bronches étaient d'habitude très nombreux, mais ne présentaient dans leur timbre aucun caractère particulier. Leur nombre, leur étendue, le degré de grosseur des bulles étaient fort variables. On entendait d'ordinaire un mélange de sibilances et de râles muqueux à grosses bulles.

Signes de pleurésie. — Dans la majorité des cas voici comment les choses se sont présentées à ce point de vue : à la base d'un des poumons, là où il existait de la submatité on trouvait un souffle. Ce souffle n'était pas rude, creux, tubaire comme le souffle de la pneumonie franche. Il n'avait pas non plus le caractère voilé, doux, lointain du souffle de la pleurésie ordinaire. Il participait à la fois de ces deux ordres de caractères, mais ce qui nous a semblé le plus spécial dans la majorité des cas, c'est la diffusion de ce souffle. Il s'étendait à une grande partie du côté correspondant de la poitrine et dépassait même la colonne vertébrale de façon à donner à l'observateur l'illusion d'une pleuro-pneumonie double.

Les frottements étaient le plus souvent mouillés, fins, d'une rudesse très peu accentuée, on les aurait confondus très facilement avec des râles sous-crépitants ; en un mot ils avaient les caractères de ce qu'on a appelé les *frottements râles*.

On sait que la pneumonie s'accompagne dans la majorité des cas d'une lésion pleurale superficielle, résultat de l'extension à la plèvre de la phlegmasie pulmonaire. Les frottements pleuraux siègent alors au niveau même du bloc hépatisé, là où l'on entend le souffle et les râles crépitants. Mais dans les cas qui nous occupent il nous a été donné de percevoir des frottements pleurétiques à la base du côté opposé à celle où siégeaient la matité et le souffle. Pareille observation a été faite par M. Dieulafoy dans un fait rapporté par Pailloz.

De tous les signes physiques de l'affection ces frottements pleuraux se sont montrés les plus tenaces et les plus persistants.

Signes de pneumonie. — Nous avons déjà dit quel était, dans la majorité des cas, le caractère du souffle au niveau de la partie mate du thorax. Les râles crépitants se sont montrés avec leur caractère habituel, et au décours de l'affection il nous a été donné dans presque tous les cas d'entendre les râles crépitants de retour.

Dans notre observation VII nous avons rapporté l'histoire d'une femme qui, avec un point de côté, de l'herpès, des crachats jaunâtres couleur safran et évidemment pneumoniques ne présente à aucun moment des signes physiques d'hépatisation en foyer. Peut-être devons-nous admettre que dans ce fait particulier il s'agissait d'un point de pneumonie centrale ; mais nous ne pouvons nous empêcher pour la rareté du fait de signaler d'une façon spéciale cette absence de signes physiques. Grisolle (1) admet du reste que dans quelques cas de pneumonie légitime les phénomènes d'auscultation peuvent manquer. « D'après le témoignage de « Laënnec, dit-il, les phénomènes fournis par l'auscul- « tation seraient à peu près constants, puisque ce grand « observateur ne les a vus manquer qu'une seule fois ; « ce fut chez une femme qui au milieu d'un catarrhe « aigu, médiocrement intense, et sans fièvre, rendit « pendant un jour ou deux plusieurs crachats caracté- « ristiques d'une pneumonie; cependant l'exploration « de la poitrine, faite à plusieurs reprises, ne laissa « découvrir nulle part le râle crépitant. Laënnec sup- « pose que s'il eût examiné son malade beaucoup plus « longtemps, il aurait fini par constater de la crépita- « tion, tant il était convaincu que toute inflammation « pulmonaire devait nécessairement se révéler par « quelque symptôme stéthoscopique. Toutefois, de « bons observateurs, parmi lesquels il faut surtout « compter MM. les professeurs Chomel et Andral, ont « vu un assez grand nombre de malades chez lesquels « il fut impossible, à aucune époque de la pneumonie et « après avoir répété fréquemment l'exploration de la « poitrine, de constater l'existence de la respiration « tubaire ou de la crépitation. J'ai vu moi-même quatre « malades chez lesquels l'auscultation faite par M. Cho- « mel et moi, ainsi que par plusieurs autres personnes, « et répétée au moins deux fois par jour dans tous les « points de la poitrine, ne fit jamais découvrir la partie

(1) GRISOLLE. *Traité de la pneumonie*, p. 247.

« du poumon qui était phlogosée. Il fallait admettre « alors que la pneumonie était centrale, et qu'elle était « entourée de toutes parts par une portion de poumon « tout à fait saine, qui, par sa mollesse, son élasticité et « la quantité d'air qu'elle contient doit être en effet un « mauvais conducteur des bruits pathologiques. »

Courbe thermique.— La marche de la température s'est montrée tout à fait irrégulière, elle n'a pas l'apparence cyclique de la courbe thermique de la pneumonie franche. C'est ainsi que nous avons observé des oscillations irrégulières ; c'est ainsi qu'à partir du troisième ou du quatrième jour la défervescence s'est faite le plus souvent et que de nouvelles ascensions thermiques se sont produites inopinément dans les jours suivants. Enfin les hautes températures ont été rares, une seule fois nous avons vu 40° et encore d'une façon transitoire. En général, la température atteignait à peine 39° même le soir.

Les *phénomènes critiques* nous ont paru également peu manifestes. Les sueurs étaient abondantes, mais existaient dès le début et nous n'avons jamais rencontré de grandes diaphorèses critiques.

Les urines étaient rares, sédimenteuses, colorées, elles devenaient abondantes et claires au moment de la convalescence. Jamais nous n'y avons trouvé d'albumine. Le dosage comparatif des chlorures aux différentes périodes de l'évolution n'a pas été pratiqué.

CHAPITRE II

NATURE ET ÉTIOLOGIE

On discute encore aujourd'hui sur la signification qu'il faut donner aux termes de catarrhe et de fluxion. Nous ne pouvons faire ici l'historique des nombreuses controverses des auteurs à ce sujet. Il nous faudrait remonter jusqu'aux livres hippocratiques et analyser un nombre considérable d'opinions des auteurs anciens et modernes. On trouvera tous les renseignements sur la question dans les articles du Dictionnaire encyclopédique, où ce qui touche à l'historique des maladies est si soigneusement traité. Signalons à cet égard l'article *Catarrhe* de M. Brochin et l'article *Fluxion* du professeur Grasset, de Montpellier.

Deux conceptions différentes ont été soutenues relativement aux affections catarrhales.

Dans la première, l'affection catarrhale est synonyme d'inflammation superficielle, d'inflammation épithéliale des muqueuses, chaque muqueuse réagissant suivant sa constitution particulière. Les travaux de l'École de Paris, inspirés par des études de physiologie et d'anatomie pathologique, reflètent cette tendance.

Dans la seconde conception, qui est celle de l'École

de Montpellier, l'affection catarrhale prend son individualité dans sa nature particulière et dans son étiologie, et non dans les caractères de sa lésion. « L'affection catarrhale, dit M. Grasset, ne dépend ni du chaud, ni du froid, ni du sec ni de l'humide, mais des changements brusques de ces diverses conditions. Elle est d'autant plus commune que les variations météorologiques sont fréquentes, plus rapides et plus intenses. » Lorsque cette affection se montre en dehors de ces conditions et prend le caractère épidémique, elle devient la grippe, suivant M. Grasset.

Nous ne pouvons adopter cette manière de voir, en ce qui concerne la grippe. Du moins ne pouvons-nous pas admettre que la pneumonie grippale soit l'identique de ce que nous avons décrit sous le nom de pneumonie catarrhale.

Voici comment Vigla (1) décrit les caractères des pneumonies grippales observées pendant la grande épidémie de 1837 :

« Quant aux pneumonies survenues dans la convalescence de la grippe, leur invasion a été insidieuse. Les malades à peu près rétablis, au moins en apparence, d'une grippe pour laquelle ils n'avaient pas cru devoir se rendre à l'hôpital, continuaient à tousser, et remarquaient à peine les deux pemiers jours, soit une aggravation de la toux, soit un mouvement fébrile plus prononcé que les jours précédents. Souvent il n'y avait pas de frissons, ni de point de côté, et quand il existait, il était

(1) VIGLA. *Archives générales de médecine*, 1837.

trop souvent considéré comme une de ces douleurs, parfois si vives, que les grippés ressentent dans les flancs. Cependant, le malaise devenait bientôt plus grand, le pouls plus fréquent, la peau plus chaude, et les malades croyaient éprouver une rechute de grippe, lorsque dans la réalité, ils avaient déjà une pneumonie, quelquefois au deuxième degré. Car à leur arrivée à l'hôpital, l'oreille appliquée sur la poitrine entendait déjà du souffle, et de la bronchophonie..... Et pour le dire en passant, les pneumonies à la suite de la grippe, ont été graves, indépendamment de leur cause particulière, parce qu'un grand nombre n'ont été reconnues et traitées qu'à leur dernière période. C'est pour cela que le souffle et la bronchophonie ont été notés dès les premiers jours du diagnostic de pneumonie, et que le râle crépitant a paru si rare. Depuis que l'attention des médecins a été fortement attirée sur la possibilité du développement d'une semblable inflammation dans la convalescence de la grippe, le râle crépitant a été plus souvent rencontré..... Avant l'admirable découverte de l'auscultation, ces pneumonies auraient été des plus latentes, les autres symptômes étant des plus obscurs, et lorsqu'on avait l'occasion d'observer la maladie dès le début, il était rare qu'on observât tous les symptômes ; il y avait de la toux, mais tantôt les malades ne rendaient pas de crachats, tantôt il y avait de petites bulles de râles muqueux, et s'il y avait du râle crépitant, il était, en général, si humide qu'il pouvait être contesté. Quelquefois lorsque les crachats étaient significatifs, que la fièvre était forte, la dyspnée grande, il nous était presque impossible de reconnaître la maladie par les signes stéthoscopiques ».

Ces caractères, énoncés par Vigla, diffèrent notablement de ce que nous avons observé. Mais ce qui différencie au suprême degré la pneumonie grippale de la pneumonie catarrhale, c'est que cette dernière est essentiellement bénigne, tandis que la pneumonie grippale est au contraire fort grave.

Voici comment s'exprime Piorry (1) à propos des mêmes pneumonies grippales de 1837 :

« La pneumonite de ces derniers temps, a différé essentiellement de la pneumonite ordinaire. Elle a succédé à la bronchite ou à la bronchorrhée. Le point de départ de l'une est dans les bronches, il est, dans l'autre, dans les vaisseaux sanguins ; son invasion est lente, successive.

Les signes physiques sont d'abord faiblesse : puis absence de respiration ; on ne trouve alors ni rhonchus crépitant, ni matité, et la respiration devient très promptement tubaire.

Les crachats sont d'apparence salivaire, spumeux d'une teinte légèrement rouillée ; plus tard, ils deviennent opaques, assez semblables aux crachats arrondis de quelques phthisiques.

L'hématose est rapidement troublée, par suite de l'oblitération d'un grand nombre de tuyaux bronchiques. Le siège de la pneumonite, a été presque constamment à la partie déclive.

La nécropsie démontre indépendamment des lésions ordinaires de la pneumonite, l'oblitération de bronches

(1) PIORRY. *Gazette médicale de Paris*, 1837.

nombreuses par des mucosités, soit claires et spumeuses, soit épaisses et opaques, et dont la forme se moule sur celle des bronches.

La mortalité dans mon service, lorsqu'il s'agissait de pneumonite ordinaire était de un sur huit, et cette fois sur seize malades elle a été de huit. »

Nous ne connaissons pas très bien quelle est la nature de la grippe. Le langage populaire identifie souvent cette affection au catarrhe commun. Il n'en est pas moins vrai qu'une distinction absolue s'impose entre les deux états morbides. Pour M. le professeur Jaccoud (1), la grippe se différencie nettement du catarrhe commun par les caractères suivants : intensité des phénomènes généraux, prostration, toux pénible, opiniâtre et nocturne, absence ou peu d'importance des signes stéthoscopiques, dyspnée intense et disproportionnée aux localisations bronchiques.

Ce qui a contribué à faire naitre la confusion entre la grippe et le catarrhe commun, c'est que ces deux affections paraissent soumises l'une et l'autre à des variations météorologiques. Cette confusion s'est étendue à la pneumonie, et ce que Grisolle décrit dans son Traité sous le nom de Pneumonie catarrhale, n'est pas autre chose que la pneumonie grippale de 1837, dont il emprunte l'histoire à Nonat et à Vigla.

Mais, outre des signes différentiels multiples, ce qui sépare décisivement les deux variétés de pneumonie, c'est leur degré de gravité.

La pneumonie grippale, liée à la maladie *grippe*, est une pneumonie grave.

La pneumonie catarrhale, liée au catarrhe commun, est essentiellement une affection bénigne.

Comment concilier l'existence de la fluxion de poitrine avec les données microbiennes actuelles sur la pneumonie?

On sait aujourd'hui que la pneumonie franche est due à l'action pathogène d'un micro-organisme bien déterminé au double point de vue de la morphologie et de la biologie, le pneumocoque de Fränkel. Ce parasite habite, à l'état normal les voies supérieures de la respiration chez un certain nombre de sujets. On les trouve dans la salive et dans le mucus nasal. On suppose que, sous l'influence d'une condition étiologique banale, telle que le coup de froid, amenant une modification du milieu broncho-pulmonaire, ce parasite pullule dans l'arbre respiratoire et va infecter le poumon.

Dans un certain nombre de cas, il franchit le territoire pulmonaire, pénètre dans la masse sanguine, et va créer des localisations inflammatoires du côté des membranes du cœur (endocardite, péricardite à pneumocoques), sur les méninges, ou même sur d'autres organes.

Dans aucune de nos observations nous n'avons noté de manifestations extra-pulmonaires de l'infection pneumonique. Jamais nos malades n'ont présenté le moindre symptôme du côté du cœur ou des méninges.

L'infection pneumonique, au cours de la pneumonie catarrhale, nous a toujours paru très atténuée, et localisée exclusivement au poumon lui-même.

L'interprétation pathogénique qui nous tente le plus est celle qui consisterait à faire de la pneumonie catarrhale une pneumonie secondaire.

Nous avons vu que les phénomènes de localisation sur le parenchyme pulmonaire ne se manifestent d'habitude qu'après un stade préparatoire, une période d'imminence morbide. Les malades ont déjà une *fièvre catarrhale*, avec pleurodynie, bronchite, troubles digestifs, phénomènes généraux. Dans ces conditions, ils réalisent une infection secondaire de leur poumon, et la *pneumonie catarrhale* est constituée.

La pneumonie catarrhale, dans cette conception, serait une pneumonie secondaire dans le cours de la fièvre catarrhale, comme il y a la pneumonie secondaire de la fièvre typhoïde, ou la pneumonie secondaire de la grippe.

On pourrait nous objecter que parfois les symptômes pneumoniques ouvrent la scène, et que telle pneumonie catarrhale n'est pas précédée du stade préparatoire. Mais cette objection n'a pas une valeur absolue. N'y a-t-il pas une fièvre typhoïde à début pneumonique? Et, de même, au cours d'une épidémie de grippe, ne voit-on pas chez quelques individus la pneumonie débuter dramatiquement, et se comporter ultérieurement comme une pneumonie grippale ?

Aussi bien, nous ne donnons notre explication qu'à titre de simple hypothèse.

CHAPITRE III

INDICATIONS DIAGNOSTIQUES ET THÉRAPEUTIQUES

Dans le chapitre précédent, nous avons essayé de montrer à quel point la *pneumonie grippale* se distinguait de la pneumonie catarrhale ordinaire.

La *bronchite simple* ne prêtera à confusion qu'au cas où la pneumonie catarrhale serait précédée d'une période prémonitoire dans laquelle prédomineraient les phénomènes bronchitiques. On se souviendra que la bronchite simple est généralement précédée de coryza. La présence des râles ronflants et sibilants, à l'exclusion de tous les autres, l'absence de frottements pleuraux et de pleurodynie, l'absence de submatité et de souffle, suffiront en tout cas à établir le diagnostic. Dans la bronchite simple, il y a une douleur rétro-sternale, mais pas de point de côté. Enfin, l'expectoration n'a pas le caractère de viscosité et d'adhérence que nous avons signalé comme constant dans la pneumonie catarrhale.

La *pleurésie sèche*, sans épanchement, ne s'accompagne pas d'expectoration. On ne trouvera pas dans ce cas les frottements associés à des râles divers. La douleur de côté aura rarement le même caractère.

La *pleurodynie* simple, le rhumatisme musculaire de

la paroi thoracique, se distinguera aussi de la fluxion de poitrine par la limitation exclusive du trouble morbide au plan superficiel de la poitrine. Comme nous l'avons dit, dans la pneumonie catarrhale, tous les plans superposés de la poitrine sont pris isolément ou simultanément, et, à la pleurodynie s'associent la bronchite, la pleurite, et la congestion pneumonique.

La *bronchite capillaire* a mérité, par son allure clinique, le nom de catarrhe suffocant. Nous avons vu que les désordres dyspnéiques sont au contraire très peu accentués au cours de la pneumonie catarrhale.

Les *congestions actives* et primitives des poumons sont de deux sortes. La première qu'on a appelée *congestion pulmonaire à forme de pleurésie*, a été décrite par M. le professeur Grancher sous le nom de *spléno-pneumonie*. Ici, ce ne sont pas les signes de la fluxion de poitrine qu'on observe, mais ceux du grand épanchement pleural : matité absolue, abolition des vibrations, souffle voilé, etc. C'est seulement avec la pleurésie franche qu'on peut confondre cette spléno-pneumonie ; c'est pour la différencier de la pleurésie que M. Grancher a indiqué un certain nombre de signes. Quant à la seconde forme de congestion primitive, quant à la *congestion à forme de pneumonie* ou maladie de Woillez, elle ne parait être qu'une pneumonie abortive. Elle emprunte ses signes à la pneumonie franche, et son appareil symptomatique ne comprend ni la bronchite, ni la pleurite, ni la pleurodynie.

Du traitement, nous voulons seulement dire ceci : toutes les médications sont ici hors de saison. La pneumonie catarrhale guérit spontanément. Il suffit de tenir les malades chaudement, et de mettre à leur disposition des boissons chaudes. Au cas où le catarrhe bronchique serait très abondant, on se trouverait bien de l'administration d'un vomitif. Dans une de nos observations où la congestion pulmonaire était assez intense, l'ipéca en potion a suffi à décongestionner rapidement le poumon. Si la douleur de côté était excessive, elle devrait être traitée par les révulsifs locaux.

INDEX BIBLIOGRAPHIQUE

Bergeron.— *Caractères généraux des affections catarrhales*. Th. agr., Paris, 1872.

Bourgeois. — *De la congestion pulmonaire simple*. Th., Paris, 1870.

Brochin. — Art. Catarrhe, in *Dict. Encycl., des sc. méd*.

Bucquoy. — Leçons cliniques, in *Mouvement médical*, 1875.

Chauffard. — Constitution médicale de l'année 1862. *Archives générales de médecine*, 1863.

Corne. — Fièvre catarrhale. *Tribune méd.*, 1872.

Dieulafoy. — *Gazette hebdomadaire*, 1878, p. 193.

Dupré. — *Montpellier médical*, t. IV.

Grasset. — Article Fluxion du *Dictionnaire encyclopédique des sc. méd.*

— *Montpellier médical*, t. IV.

Graves. — *Leçons de clinique médicale*. Traduction et notes de Jaccoud, 1862.

Grisolle. — *Traité de la pneumonie*, 1841, p. 420.

Hayem. — *Des bronchites*. Th. agr., Paris, 1869.

Jaccoud. — *Pathologie interne*, t. I.

Lépine.— Art. Pneumonie du *Nouveau dictionnaire de méd. et de chir. pratiques*.

Martin Solon. — Art. Fluxion du *Dictionnaire en 15 volumes*.

Ménétrier. — *Grippe et pneumonie en* 1886. Th. de Paris. 1887.

Niemeyer. — *Pathologie interne*, t. I, p. 154.

Nonat. — *Archives générales de médecine*, 1837.

Pailloz. — *Étude sur les fluxions de poitrine de nature catarrhale*. Th., Paris, 1882.

Peter. — *Leçons de clinique médicale*, t. I.

Rilliet et Barthez. — *Maladies des enfants*, t. I.

G. Sée. — *Maladies spécifiques non tuberculeuses du poumon*.

Trousseau. — *Leçons de clinique médicale*.

Vignard. — *Bronchite épidémique*. Th., Paris, 1856.

TABLE DES MATIÈRES

IMPRIMERIE LEMALE ET Cie, HAVRE

www.ingramcontent.com/pod-product-compliance
Lightning Source LLC
LaVergne TN
LVHW011957160826
845678LV00002B/588
* 9 7 8 2 3 2 9 6 7 9 3 6 5 *